PHILTRES

ET

BOISSONS ENCHANTÉES

AYANT POUR BASE LES

PLANTES PHARMACEUTIQUES

PHILTRES

ET

BOISSONS ENCHANTÉES

AYANT POUR BASE LES

PLANTES PHARMACEUTIQUES

ÉTUDE

Par E. GILBERT

Ex-Pharmacien des hôpitaux de Paris

MOULINS

IMPRIMERIE A. DUCROUX & GOURJON DULAC

RUE SAINT-PIERRE

—

1872

PHILTRES

ET

BOISSONS ENCHANTÉES

AYANT POUR BASE LES PLANTES PHARMACEUTIQUES.

Origine probable des Philtres.

CHAPITRE I.

L'art sacré (1), les initiations aux mystères d'Eusis et d'Eleusis, nous paraissent être l'origine des pratiques mystérieuses et souvent coupables où figuraient les philtres et les boissons enchantées.

Les breuvages mystérieux, pris après des jeûnes

(1) Dans l'antiquité, et même au moyen-âge, toutes les connaissances étaient confondues sous la dénomination générale de philosophie : de même au temps des initiés de Thèbes et de Memphis, le nom d'art sacré désignait la connaissance de tous les secrets de la nature. On se servit plus tard du mot *chemia* ou *chemeia* (origine de chimie), sans que, toutefois, ce terme ait été adopté dès l'origine, comme il le fut plus tard par toutes les nations. (*Art sacré, sciences occultes, art d'Hermès*).

Les prêtres de l'Egypte avaient leur laboratoire dans les temples, sous les yeux du peuple ; ils n'étaient pas seulement les représentants de la divinité, ils semblaient participer en quelque sorte à la nature divine, et le vulgaire était persuadé que l'art sacré pouvait faire en petit ce que le Créateur avait fait en grand.

plus ou moins prolongés, étaient préparés de manière à procurer aux récipiendaires certaines visions, certaines hallucinations déterminées.

La base de ces breuvages était formée de plantes pharmaceutiques dont on connaît aujourd'hui les propriétés : elles sont presque toutes vénéneuses.

L'art de les préparer passa de l'Egypte dans la Grèce, et, comme il arriva pour tant d'autres choses, les Grecs transmirent ce secret aux Romains.

Ainsi, dès la plus haute antiquité les poisons étaient connus ; certaines sectes religieuses savaient préparer les plus énergiques et s'en servaient dans un but criminel.

Cependant, l'histoire des poisons dans les temps reculés est aussi obscure que celle des premiers peuples : leur développement suit celui des passions et des vices de l'homme ; mais s'ils font leur apparition sur la terre en même temps que le crime qu'ils favorisent si puissamment, ils se cachent comme lui, et par conséquent il est difficile de préciser l'époque de leur vulgarisation.

Le premier de tous les auteurs qui s'en soit occupé, est Orphée, médecin-poète, qui vivait avant Homère ; son poème *de Lapidibus*, traite des poisons végétaux et des pierres précieuses considérées comme antidotes.

Dans ce poème qui a pour but de démontrer l'utilité des antidotes, Théodomas, fils de Priam, explique à Orphée les propriétés des pierres. Il énumère celles de la *topaze*, du *jaspe*, de l'*opale*, du *lépidote*, du *chrysolite*, de l'*aimant*, du *rubis*, de l'*émeraude*. La famille de Laomédon et les rois de Troie interviennent dans le récit. Il est probable qu'en ces temps d'appétits vigoureux, où les convives mangeaient, dit-on, chacun un bœuf par repas, et absorbaient une quantité proportionnée de vin, l'*améthyste* fut en grand honneur, car elle avait la réputation d'affranchir de l'ivresse celui qui en était paré ; cependant, soit par oubli, soit qu'il la confonde avec une autre, Orphée ne l'a point nommée.

Homère, le prince des poètes, vient, après Orphée, confirmer l'existence des boissons enchantées et des philtres. Il raconte que la coupe de Circé contenait un poison qui avait la propriété de changer les hommes en bête. Est-il besoin de dire que l'ivresse et la débauche dans lesquelles sont parfois bestialement plongés les hommes lui ont fourni l'idée de cette saisissante métamorphose. Les historiens grecs et romains qui ont peint les mœurs de la Grèce corrompue et de Rome dégénérée, nous racontent une foule d'épisodes où figurent les breuvages, les philtres ; ce qui prouve d'une manière certaine que les connaissances pharmaceutiques des faiseurs de prodiges, à cette époque, étaient très-étendues.

Les limites de ce travail succinct ne nous permettent pas d'entrer dans les détails ; mais nous avons tenu à citer au moins le nom des deux poètes qui, dès la plus haute antiquité, nous donnent quelques notions de ces breuvages enchantés. Ce point de départ établi, poursuivons notre rapide étude.

CHAPITRE II.

L'ancienne Rome. — Les Philtres. — Les Magiciennes. — Apulée. — Méroë. — Lucius. — Pamphile. — L'empereur Néron : ses croyances aux Philtres et à la Magie ; ses talismans. — Tiridate et ses Mages. — Simon-le-Magicien.

L'antiquité, et surtout l'ancienne Rome, nous montre fréquemment des femmes étranges qui exerçaient le métier lucratif de sorcières ; ces femmes se livraient à toutes sortes de pratiques coupables, sous prétexte de deviner l'avenir et de prédire la bonne fortune ; elles possédaient le secret de breuvages capables de procurer des songes extatiques et, selon elles, de faire aimer, haïr ou souffrir ceux qui les avaient pris.

On croyait que ces sorcières, par leurs enchantements, faisaient descendre les astres des cieux ; on leur attribuait le pouvoir d'arrêter les vents les plus furieux, de faire sortir les morts de leurs tombeaux ; mais leur plus grande force consistait dans la manipulation de plantes malfaisantes qui, administrées en breuvages, produisaient des effets singuliers qu'elles connaissaient, et que, par conséquent, elles pouvaient prédire à coup sûr.

Et encore, si elles s'étaient simplement bornées à la vente de substances plus ou moins actives, le mal eût été moins grand ; mais ce qu'on ne peut rapporter sans frémir d'horreur, elles ne craignaient pas de sacrifier de jeunes enfants pour composer leurs philtres infâmes.

Ainsi Horace, dans l'épode V, ne raconte-t-il qu'en les couvrant d'imprécations, les sacrifices nocturnes et les redoutables pratiques de Canidie. Plus d'une fois la justice elle-même fut saisie, et l'on sait que Cicéron plaida contre le philosophe pithagoricien Vatinius, qui était accusé de sacrifier aux dieux infernaux les cadavres de jeunes enfants et de composer des breuvages enchanteurs et funestes.

A propos de philtres et de sorciers, nous ne pouvons passer sous silence le nom d'Apulée. Cet auteur paraît avoir une grande compétence en cette matière, car il écrit longuement les pratiques et les cérémonies bizarres auxquelles se livraient les magiciens, les pythonisses, les sorcières et les devineresses. D'après lui, toutes les magiciennes venaient de Thessalie.

Auteur des *Métamorphoses*, ouvrage plus connu sous le nom de l'*Ane d'or*, Apulée est un écrivain latin, contemporain du satirique grec Lucien ; il naquit à Madaure, colonie romaine, l'an 114 après Jésus-Christ, vers la fin du règne de Trajan. Il passa ses premières années dans les écoles publiques de Carthage, et après avoir étudié tout ce qu'on y enseignait, il se retira à Alexandrie, dernier asile des sciences et de la philosophie, ajoutant, dit-on, à ses connaissances variées et étendues la pratique de la magie. Il avait, auparavant, parcouru l'Orient et la Grèce, visitant les divers sanctuaires, se faisant initier à des pratiques et à des rites mystérieux. De là lui vint une réputation dangereuse qui faillit troubler sa brillante carrière. En effet, comblé d'honneurs par ses compatriotes, marié à Pudentilla, une riche veuve, il ne put éviter la jalousie et la haine de la famille de sa femme. Ses parents, jaloux, l'accusèrent d'avoir séduit par des philtres et des enchantements magiques celle qu'il avait épousée.

Quelque puérile que fût cette accusation de magie intentée à Apulée, il est aisé de voir par ses œuvres de philosophie que, comme la plupart des philosophes de son temps, il avait introduit dans la doctrine platonicienne un élément surnaturel et la croyance à des puissances occultes.

Ses *Contes merveilleux*, curieux tableau de la superstition chez les anciens, attestent en effet sa prédilection pour les œuvres de la magie. Nous n'avons pas l'intention de donner l'analyse de cet ouvrage, quelque piquant qu'il puisse être, cela nous entraînerait trop loin, nous dirons seulem en quelques mots, d'après lui, de la terrible magicienne Méroë, connue des Indiens et des Éthiopiens, « et à qui rien n'était impossible, » puisqu'elle pouvait, suivant sa volonté, abaisser les cieux, solidifier les eaux, liquéfier les montagnes, obscurcir les astres.

Par ses philtres et ses conjurations, elle avait changé son mari en castor; elle métamorphosa en grenouille un cabaretier qui cherchait à lui enlever ses pratiques, car, à sa profession de sorcière, elle joignait celle de cabaretière; et l'on vit le cabaretier-grenouille nager dans un tonneau et arrêter d'une voix rauque ses anciens chalands qui menaçaient de lui être infidèles. Enfin, toujours par la terrible puissance de ses philtres, elle changea en bélier un avocat qui avait plaidé contre elle; et c'est, dit-on, sous cette forme qu'il avocasse encore.

Apulée nous fait aussi pénétrer dans la maison de la fameuse sorcière Pamphile. Il nous conduit sur la terrasse, située sur le haut de la maison, d'où elle découvrait l'Orient et l'Occident; il nous montre étalées devant-elle des plantes aromatiques, la *sariette*, la *sauge*, le *myrte*, des lames d'airain couvertes de caractères mystérieux, des morceaux de bois de navires naufragés, des vases pleins de lait et d'hydromel. Plus loin, sont des réchauds ardents où doivent brûler les parfums, l'encens mâle et la *verveine résineuse*.

Pamphile, d'après Apulée, avait le pouvoir de se changer en oiseau pour voler auprès de celui qu'elle aimait. Cette métamorphose s'opérait à l'aide de certaine pommade dont elle s'enduisait le corps ; pour reprendre sa forme naturelle, elle rompait le charme en mangeant des roses. Il paraît, toujours d'après la même autorité, que les onguents de Pamphile n'avaient pas tous le même genre de vertu, car un certain Lucius ayant pénétré dans la demeure de la sorcière, pendant son absence, et voulant aussi se transformer en oiseau, se trompa de pot, se frotta d'une pommade différente, et au lieu de devenir oiseau fut changé en âne. C'est sous cette forme qu'Apulée le promène au milieu des aventures les plus extraordinaires, ayant conscience de son état, mais ne parvenant à rompre le charme dont il était victime qu'en broutant des roses qu'un hasard bienfaisant mit enfin à sa portée.

Toutes ces histoires, tous ces contes montrent suffisamment combien l'imagination des anciens était frappée des prodiges de la magie.

Quelle stupeur ne devaient pas ressentir ces hommes, dont l'ignorance était si grande, quand ils étaient sous l'impression directe d'un breuvage fait de plantes dont ils ne soupçonnaient nullement les propriétés stupéfiantes et vénéneuses !

L'étude des philtres et des préparations pharmaceutiques des anciens, dont on connait aujourd'hui la composition et les propriétés, prouve que sous l'influence de certains narcotiques, l'esprit de l'homme est tellement bouleversé qu'il se croit volontiers soumis au même état, à la même condition, aux mêmes vicissitudes que les héros de la Fable. Administrées à de fortes doses, sans pourtant occasionner la mort, certaines substances anéantissent complétement les facultés intellectuelles, ou les prédisposent merveilleusement aux choses surnaturelles et invraisemblables. Les songes qu'elles provoquent le démontrent assez ; quant aux effroyables effets de semblables pratiques, l'histoire ancienne nous en fournit des exemples nombreux et irrécusables. Dans l'ancienne Rome, et surtout sous le règne de Néron, l'engouement pour les philtres fut poussé aux dernières limites, quoiqu'on vît souvent, d'après Pline, les adeptes de ces folles pratiques trouver la mort au milieu même de ces coupables cérémonies.

Les plaisirs effrenés que recherchait si ardemment le peuple-roi, au sein de sa décadence, n'avaient d'autre but que d'assouvir de criminelles passions ; ceux qui s'y abandonnaient ne songeaient point aux terribles ravages que pouvaient produire dans leur organisme l'emploi de ces breuvages irritants et empoisonnés.

C'était à Rome que la fortune distribuait principalement ses faveurs ; aussi les intrigants et les industriels de toute espèce y venaient-ils de tous les coins du monde pour exploiter les vices des grands et la corruption du peuple, et flatter, à beaux deniers comptants, les espérances des ambitieux ; il n'est peut-être pas un sénateur à qui son astrologue n'ait prédit l'empire. Les sorciers de Thessalie, qui vendaient des philtres, y coudoyaient les mages de Chaldée, qui prédisaient l'avenir ; les saltimbanques, les psylles, les charmeuses de serpents, les danseuses d'Antioche ou de Cadix, les belles courtisanes de l'Asie. C'étaient surtout les Grecs, odieux à Juvenal, qui exerçaient ces fructueux métiers : ils avaient le talent de pénétrer les secrets des familles, et par suite de se faire craindre dans les grandes maisons où ils s'insinuaient ; ils gouvernaient la femme, les enfants, les esclaves, les amis ; ils séduisaient jusqu'à l'aïeule ; ils imposaient jusqu'à la forme de leurs habits, jusqu'à leur langage : le costume national fut abandonné ; les morts seuls prenaient la toge pour aller au bûcher. Pour entendre parler latin, il fallait aller aux champs, car les enfants de Romulus imitaient tout des Athéniens ; c'est avec fureur qu'ils aimaient leurs plaisirs, ils adoptaient leurs vices, tout se faisait à la grecque, dit Juvénal (1).

(1) . . . . Omnia Grece,
Quid ultra...
Concumbunt greci.

(Juv. s. VI, v. 202).

Tel est le tableau que nous donne de Rome M. Latour-Saint-Ybars, dans un ouvrage que nous regardons comme un chef-d'œuvre (2). Nous y renvoyons le lecteur, car il nous serait impossible de rien ajouter à ces pages si remarquables et si saisissantes.

Quand on réfléchit à la corruption des mœurs païennes, au luxe effréné de cette époque, aux débauches inouïes, aux patrimoines dévorés par le jeu, il est aisé de se rendre compte du crédit que devait obtenir, dans cette atmosphère de vices, la science des devins et des sorciers, et même des empoisonneurs ; les uns prédisant la mort d'un riche parent, les autres l'exécutant ou la rendant plus prompte.

C'est dans ce but que l'empoisonneuse Locuste avait établi son laboratoire de poisons au Palatin ; ses breuvages mortels servirent à l'empereur Néron pour hâter la fin tragique de Britannicus et de bien d'autres ! Mais Néron ne pouvait étouffer les cris de sa conscience ; le crime commis, il lui fallait, pour calmer ses remords, avoir recours à la superstition. Voilà pourquoi son palais somptueux de la Maison-d'Or renfermait des talismans qui devaient, croyait-il, le protéger contre tout danger ; mais que peuvent les talismans contre la révolte d'une conscience bourrelée. Néron avait fait de ce palais un

(2) La *Vie de Néron*, chapitre Ier, liv. I.

véritable musée : sa chambre à coucher était un assemblage de merveilles, elle renfermait une collections des objets d'arts les plus précieux. A côté des tableaux, chefs-d'œuvre des grands maîtres, on voyait la statue d'or de la Victoire, compagne fidèle et complice des Césars, et l'amazone aux belles jambes que l'artiste impérial emportait dans ses voyages. Le lit, orné de perles et de pierreries, était couvert de riches broderies d'or, de pourpre et de soie. Néron, qui avait l'esprit tourné aux superstitions, croyait comme les orientaux à la vertu magique des pierres précieuses : son lit et les parois de l'alcôve impériale étaient incrustés de ces sortes de talismans. C'étaient la corne d'*Hammon*, une pierre couleur d'or qui procurait des rêves prophétiques, le *jaspe*, favorable à ceux qui doivent prononcer une harangue ; l'*améthyste*, qui empêche l'ivresse en écartant les maléfices, et l'*agathe sacrée* de l'île de Crète, qui prévient la morsure des araiguées et des serpents. Malheureusement, on peut croire qu'une main ennemie glissa furtivement dans l'écrin de l'empereur la pierre noire avec des teintes de sang, le *baroptène*, qui inspire des monstruosités (1).

Comme esprit superstitieux, Néron n'était pas une exception ; les croyances et les préjugés du souverain étaient celles des sujets, car la vie des

(1) Latour-Saint-Ybars, *Vie de Néron*, c. II, l. IV.

Césars était intimement liée à celle du peuple qu'ils gouvernaient.

L'un des plus puissants motifs qui poussèrent Néron à recevoir en grande pompe le roi des Parthes, Tiridate, fut l'ardent désir qu'il avait d'être initié par lui et par les prêtres de sa suite aux secrets de la magie ; Tiridate, en effet, appartenait à la religion des Mages. Déchiré de remords, redoutant les châtiments d'une justice inconnue, Néron voulait sonder les secrets de l'Orient. Les magiciens employaient alors, pour leurs enchantements, l'eau, les sphères, l'air, les étoiles, les lampes, les bassins, les haches, les plantes aromatiques, les urnes, la myrrhe, l'enceus, le cumin, etc. Au moyen de ces instruments et de ces plantes, ils prétendait arriver à la divination, et forcer les ombres à s'entretenir avec les vivants. Néron combla donc de présents Tiridate et ses Mages, et il leur demanda d'être initié aux mystères de leur science occulte. Toutefois, après quelques expériences infructueuses, il y renonça. Les prêtres de Tiridate dirent, pour expliquer leur peu de succès, que la nature refusait de livrer ses secrets à ceux qui avaient des taches de rousseur sur la peau. Mais Néron resta convaincu que la magie, l'art des philtres et des enchantements orientaux n'était que l'art perfectionné des empoisonnements.

Cet insuccès ne découragea pas l'empereur ;

pour calmer ses terreurs et les remords que lui inspiraient ses crimes, il résolut, tout en allant chez les Grecs pour y montrer son talent d'acteur et son habileté de cocher, de se faire initier aux mystères d'Eusis et d'Eleusis. Il rendit d'abord visite à la pythonisse de Delphe, mais il n'en fut point satisfait. L'oracle lui dit à ce qu'il paraît des choses qui furent loin de lui plaire ; pour se venger, il ordonna de tuer plusieurs esclaves et fit jeter leurs cadavres dans le souterrain placé sous le siége de la sybille, pour que l'odeur infecte qui s'échapperait de ces corps décomposés se mêlât aux vapeurs qui énivraient la devineresse et lui faisaient, dit-on, prédire l'avenir.

Quant aux mystères d'Eusis et d'Eleusis, lorsqu'il entendit la voix de l'initiateur défendre de s'approcher à ceux qui n'avaient point le cœur pur et la conscience tranquille, il craignit que ses crimes ne fussent divulgués, et il s'abstint de s'y présenter.

Après le meurtre d'Agrippine, Néron, pour étouffer ses remords, eut souvent recours aux philtres et à la magie. — Pour fléchir les mânes irrités de sa mère, il se soumit aux pratiques mystérieuses recommandées par les Curions pendant les visites nocturnes des Lémures (1). Vers minuit, à l'heure

(1) Lémures ou larves, de *larva*, masque, génies et âmes des méchants, qu'on croyait voir errer sous des formes hideuses et épouvantables.

du sommeil profond où cessent les aboiements des chiens, on aurait pu le voir sortir de sa chambre nu-pieds, et faisant claquer ses doigts pour épouvanter les ombres, se laver trois fois les mains à l'eau d'une fontaine, puis rentrer en jetant une à une derrière lui des fèves noires qu'il avait dans la bouche. Il croyait que l'ombre le suivait sans être aperçue et ramassait les fèves, pendant qu'il prononçait par neuf fois des paroles consacrées ; il plongeait alors une dernière fois ses mains dans l'eau, et frappant sur un tambour d'airain pour effrayer le fantôme, il le conjurait de quitter son toit (1).

Ce fut après avoir inutilement employé les moyens conseillés par les Curions que Néron descendit dans les arcanes de la magie pour se soustraire aux obsessions qui troublaient ses nuits.

Comment maintenant résumer en quelques mots les circonstances que nous venons d'énumérer ; elles font voir le paganisme comme n'ayant dans ses pratiques aucune force ni aucun moyen efficace pour calmer les remords. Ses secrets cachaient la perversité humaine, ils étaient à craindre. La religion chrétienne, au contraire, n'a point de secrets,

(1) Nox ubi jam media est somnoque silentia præbet,
Et canis et variæ conticuistis avis...

(Ovide, les *Fastes*, lib. V, v. 420).

mais de grands mystères. Or, le secret est plus à craindre que le mystère, voile inévitable de la grandeur de Dieu.

On ne peut, puisqu'on touche à cette curieuse époque, passer sous silence Simon-le-Magicien, qui poursuivait son œuvre de haine contre la religion du nouveau Dieu. Pendant que Pierre et Paul répandaient au loin l'Évangile, ses sublimes et divines clartés, sa haine le poussa à tourner contre les chrétiens les soupçons de Néron, qui cherchait en eux les auteurs du grand incendie de Rome ; enfin sa fureur l'égara jusqu'à vouloir s'élever dans les airs, il prétendait prouver par là qu'il y avait plus de vertu divine en lui que dans Pierre et Paul.

La vie et le caractère de tous les hérésiarques se résument en Simon. Apostats égarés par l'orgueil, tous ont cherché dans les puissants de la terre des protecteurs, et des ennemis contre l'Église qu'ils avaient quittée; leur politique fut toujours d'encourager les souverains pour substituer à la grande unité catholique le fractionnement païen de la race humaine en nationalités ennemies.

Simon-le-Magicien était contemporain de Jésus-Christ et des Apôtres. Presque témoin de la Passion, il avait vu de trop près les merveilles du Christianisme à son berceau pour pouvoir nier aussi aisément qu'on le fait aujourd'hui la divinité de Notre-Seigneur. Il dut se résigner à la vérité et la subir ;

seulement, à l'exemple de tous les hérésiarques dont il est le Père, il en prit ce qui lui plut pour en retirer son profit et en contenter sa fantaisie. Il s'adonna donc secrétement à la magie pour affirmer sa doctrine par des prodiges, il était accompagné d'une femme nommée Hélène, qui l'aidait dans ses pratiques par des rêveries empruntées à des boissons stupéfiantes et à toutes sortes de systèmes incohérents. Tantôt il la faisait passer pour Minerve, tantôt lui-même se donnait pour Jupiter, évitant de s'exposer ainsi aux persécutions auxquelles les chrétiens furent bientôt soumis.

Il administrait le baptême pour séduire les chrétiens et diminuer l'influence de l'Église en faisant briller une flamme errante au-dessus des eaux, etc. Enfin, on le voit chez les Grecs personnifier son talent en un des Éons, esprit intermédiaire entre Dieu et l'homme, dont les néo-platoniciens d'Alexandrie définissaient le nombre et la nature comme chacun d'eux l'entendait.

Simon faisait tout le contraire des Apôtres, il ne fréquentait pas les petits, mais au contraire il flattait les puissants pour acquérir des richesses ; il fut donc en grand crédit au Palatin.

Il résolut de confondre les chrétiens. Néron, extrêmement curieux de tout ce qui était extraordinaire, le mit en demeure d'exécuter ce qu'il avait promis, c'est-à-dire de s'élever dans les airs.

Tout convenu, l'épreuve se fit dans un théâtre de Rome, au cirque même, et Suétone nous apprend qu'un nouvel Icare s'efforça de s'élever dans les airs, mais qu'après le premier élan il tomba devant l'empereur qu'il couvrit de sang. Les Pères de l'Église ont reconnu dans cet Icare, mentionné par Suétone, Simon-le-Magicien. — Ils affirment que, pendant que le sacrilége se livrait à l'exécution de son projet insensé, Pierre était là priant contre l'imposteur qui prétendait humilier et confondre l'Eglise de Jésus-Christ. — Simon fut emporté hors du théâtre, les jambes cassées. —Quant à Néron, il ne voulut plus entendre parler du magicien.

La chute et la mort de l'hérésiarque, (car ne pouvant survivre au dédain de l'empereur, il se jeta du haut de son logis et se tua), auraient dû faire admirer à Néron la vertu de ceux qui voulaient faire confondre l'imposteur. Ce fut tout le contraire, il n'avait rien trouvé, chez les devins, ni dans les doctrines des philosophes de ce qui pouvait flatter ses passions ; les mages et les sorciers ne pouvaient rien lui apprendre de ce qu'il voulait savoir, les Apôtres et les philosophes au contraire lui auraient appris ce qu'il voulait ignorer ; plein de colère, il engloba dans la même persécution et les chrétiens et les philosophes. Il ordonna aux soldats d'arrêter Pierre et Paul, les fit jeter en prison, les condamna au dernier supplice ; les chrétiens et leurs chefs furent l'objet d'une haine particulière.

De tels hommes, apôtres ou philosophes, méritaient bien d'être confondus par Néron dans un même sentiment de haine et dans une même proscription. On aimerait à penser qu'opprimés et bannis par le même tyran, ils ne sont étrangers les uns aux autres, ni dans le passé, ni dans l'avenir, et que pour les réunir dans des récompenses mesurées à leurs vertus, la justice de Dieu sera sans doute aussi ingénieuse que la cruauté de Néron le fut pour les opprimer.

CHAPITRE III.

Des Philtres proprement dits. — Plantes employées à leur composition. — Vertus attachées à leurs propriétés. — Mode d'administration. — Effets produits. — Les Pythonisses, etc.

Dans l'acception du mot, et d'après son étymologie, philtre veut dire breuvage pour donner l'amitié : *philtrôn*, *philtre*, *philein* (grec), aimer ; ridicules contre nature, ils étaient plutôt capables d'inspirer la folie que tout autre sentiment.

Un véritable philtre c'est celui qui pourrait concilier une inclination mutuelle entre une personne et une autre, en un mot, la transplantation de l'affection.

Est-il des philtres de cette nature ? Assurément non. Ceux-là, du moins, auraient eu un but honorable et véritable, et n'auraient pas eu le caractère dégradant de ceux dont ordinairement se servaient les débauchés.

Les philtres ont joué un grand rôle dans l'antiquité. A Rome surtout, c'est là que la science des sorciers et des parfumeuses savait se déployer.

Cette science occulte a toujours épouvanté les anciens ; elle exerçait sur les masses un ascendant fataliste et fanatique. On peut assurer encore aujourd'hui que le peuple n'est pas désabusé sur ce prétendu pouvoir magique qu'il ne peut et ne sait s'expliquer.

Quiconque lit attentivement les auteurs anciens est frappé de la multiplicité de cas dans lesquels cette pratique était employée. C'est à dessein que nous avons signalé le type de Méroë et de Pamphile, sorcières de l'antiquité, car nous aurons l'occasion de démontrer plus loin que les liminents renfermant des drogues pharmaceutiques produisent des hallucinations et des vertiges.

On est en droit de se demander quelle était à cette ancienne époque la connaissance toxicologique, principalement surtout dans le règne végétal, qui servait pour la composition des boissons qui font le sujet de cette étude. Il est aisé de répondre :

Les poisons, tirés du règne végétal, et énumérés par Nicandre, commencent par l'opium.

On a eu tort de contester aux anciens la connaissance de l'opium, ils le connaissaient si bien qu'ils faisaient une différence bien tranchée entre l'*opion*, le *méconion*, et enfin le *diacodion*.

Hérodote, qui s'est occupé de l'opium, parle expressément du *méconion*, et décrit la manière de le préparer. Le pavot donne un suc qui provoque la mort. L'*opion* s'obtenait en faisant, par des temps secs, des incisions longitudinales sur la tête des pavots ; le suc qui s'écoule se durcit et on en fait des trochisques. Mais le *méconion* des anciens n'était point notre opium (1). Il a bien moins de force (*multum opio ignavior*) ; le *diacodion* s'obtient en faisant bouillir les têtes de pavots sauvages dans l'eau ; on passe à travers un linge, on reprend la colature (2) avec du miel, et on l'évapore à réduction de moitié ; c'est à peu près le sirop diacode de nos pharmacies.

Dans les temps antiques, les Romains s'occupaient avec beaucoup d'ardeur de la culture de l'opium. On sait que Tarquin-le-Superbe fit abattre les têtes de pavots de son jardin devant les ambassadeurs que son fils lui avait envoyés (3). En voici la cause : Le fils de Tarquin-le-Superbe, Sextus Tarquin, s'était emparé de Gabies par trahison ; cette ville ne voulut point accepter le joug des Romains. Sextus envoie des ambassadeurs à son père pour lui demander conseil. Tarquin passe dans son jardin, et, en leur présence, coupa la tête des pavots les plus élevés ; ce fut là sa réponse. Sextus comprit, vit ce qui était nécessaire, mit à exécution le conseil,

(1) Pline, *Hist. nat.*, lib. XX.

(2) Colature. — Du mot latin *cola* ; filtre, résultat de la filtration.

(3) Pline, lib. XIX.

en faisant exécuter les grands de la ville et les principaux chefs qui ne voulaient point se soumettre.

Les médecins de l'antiquité regardent l'opium comme vénéneux, ils disent qu'il nuit à la vue, et c'est avec lui que Cécina, ancêtre de Mécène, se donna la mort (1).

Celui qui boit un philtre dans lequel il entre du suc de pavot tombe dans un profond sommeil, sa face pâlit, et ses yeux ternes lui donnent l'aspect d'un mort.

Jusquiame.

C'était surtout l'infusion de sa graine qui servait dans les philtres ; on en distinguait comme aujourd'hui plusieurs sortes, la blanche et la noire. Elle passait pour causer la folie momentanée. Le récit des hallucinations qu'elle donne est fort curieux : Une malheureuse femme qui avala un bouillon préparé avec cette plante fut saisie de vertiges au milieu desquels il lui semblait que sa tête était détachée de ses épaules tandis que son corps errait vaguement dans l'air. Cette plante était employée par les magiciens pour occasionner des espèces de visions étincelantes pendant lesquelles des points lumineux se succédaient et se précipitaient en pluie d'or devant les yeux, phénomène auquel on appliqua plus tard le nom de *Berlue-Danaè*.

(1) Pline et Dioscoride.

Les Égyptiens font un fréquent usage de la jusquiame pour calmer leurs enfants, et on croit que c'était de ses semences dont se servait le sultan Selim II, pour dissiper ses chagrins loin du trône. M. Virey pense aussi qu'elle entrait pour beaucoup dans les bols qu'on offrit en Perse au voyageur Kempfer, à la fin d'un magnifique repas, et qui lui firent éprouver des joies inexprimables.

Quoiqu'il en soit, l'usage médical des jusquiames se trouvait répandu dans l'antiquité. Dioscoride et Galien mentionnent leurs propriétés. Mais d'après Richard, leurs descriptions ne se rapportent point à la jusquiame noire de Linnée. Elle possède aussi l'étonnante vertu de frapper l'esprit de terreur en occasionnant un délire qui donne les plus grosses proportions aux objets les plus minimes.

Mandragore.

La mandragore est célèbre dans les annales de la superstition ; les rochers solitaires, l'ombre des cavernes du beau climat de la Grèce et de l'Italie, sont les lieux préférés par elle. L'antiquité l'entoura de ses fabuleuses erreurs. On croyait que son influence accordait les faveurs de la maternité aux épouses stériles, on racontait que la mandragore épouvantait les sorciers, d'anciens livres représentent les racines de cette plante offrant des formes humaines. Les charlatans s'en servaient pour leurs compositions, après les avoir transformées en grossières figures d'hommes. C'était sous cette forme que le vulgaire croyait qu'elles se trouvaient au pied des gibets, renaissant ainsi des débris des suppliciés, et la crédulité ajoutait que l'on ne pouvait les arracher sans s'exposer à la mort.

Il est curieux de voir les pratiques mystérieuses ordonnées par les anciens pour se soustraire à tout danger, lorsqu'on voulait extirper la racine de cette solanée merveilleuse. Ne se contentant pas d'accorder des vertus extraordinaires à la mandragore, ils prétendaient qu'elle était douée de sensibilité, et que, jouissant de la faculté de l'exprimer, elle poussait des gémissements quand on l'arrachait du sol natal ; c'était pour cela que l'on prescrivait à ceux qui allaient l'arracher de se boucher les oreilles, afin qu'ils ne fussent point attendris par ses cris. Théophraste dit que pour extirper la mandragore, il faut tracer trois cercles autour d'elle avec la pointe d'une épée, l'enlever en regardant l'Orient, tandis qu'un des assistants danse aux environs en prononçant des paroles magiques.

Afin de se soustraire aux dangers de cette opération, quelques hommes crédules conseillaient même de la faire à l'aide d'un chien qu'on liait à la plante, et sur lequel on était assuré qu'elle exerçait tout son maléfice. Cet animal était alors voué à une mort certaine.

Annibal, envoyé par les Carthaginois contre les Africains révoltés, feignit de se retirer après un combat, en abandonnant sur le champ de bataille quelques vases remplis de vin dans lesquels il avait mis macérer des racines de mandragore. Les barbares burent sans défiance cette liqueur, mais bientôt ils tombèrent dans la stupeur, et ce grand capitaine, revenant sur ses pas, dut à cet artifice une victoire facile.

Aconit, Colchique, Ellébore.

L'aconit, dont le nom vient de la ville d'*Acon*, près d'Héraclée (1), où cette plante croît en abondance, est un poison des plus énergiques. Les anciens le croyaient aussi et lui avaient donné le nom de tue-panthère. La mythologie apprend que l'aconit naquit de l'écume de *Cerbère*. Calpurnius Bestia, conjuré de Catilina, faisait mourir ses femmes avec des philtres préparés avec l'*aconit* (2). Le *colchique* servait à Médée de Colchis pour opérer ses sortiléges. Le *smilax* ou *taxus*, connu des Romains, était le *daphne mezereum* de nos pharmacies. Cativulcus, roi des Eburons (Belges), se donna la mort avec ce poison. L'ellébore était employé en breuvage pour guérir la folie. Les Gaulois empoi-

(1) Théophraste.

(2) Pline, chap. XXVII, lib. II.

sonnaient leurs flèches avec le suc qui en est exprimé (1).

L'herbe *sardonique* est une espèce de renoncule d'une action vésicante, son suc entrait dans des breuvages donnant la gaîté ; elle produit une contraction spasmodique des muscles de la face, des joues et de la bouche. Ce rire apparent reçut des anciens le nom de *sardonique*, en ce qu'il était produit par une espèce de *renoncule* commune en Sardaigne. Le nom de *renoncule* vient de *rana*, grenouille, parce que la plupart des plantes croissent dans des terrains et des prairies humides.

Pline est celui des auteurs anciens qui se soit le plus occupé des plantes possédant des vertus magiques. Avant lui, Homère parle du *népenthès* qui, donné par Hélène à Télémaque, suspend dans le cœur du jeune héros le sentiment de ses afflictions. Tous les auteurs, Ovide, Juvénal, Martial, Virgile, viennent appuyer des faits semblables de leur autorité, et Plutarque, dans le *Démon* de Socrate *(Dœmonio Socratis)*, fait la description des mystères de Trophonius. Ceux qui entraient dans la grotte et qui allaient consulter l'oracle, éprouvaient de violentes douleurs de tête quand les apparitions commençaient, et tous ceux qui avaient été en consultation auprès de la sybille tombaient dans un

(1) Alu-Gelle.

marasme qui les gardait toute leur vie, l'altération de la santé s'en suivait, et tout cela était produit sans doute par l'action des breuvages qui leur étaient administrés.

Myrthe.

Consacré à l'amour, et à Vénus, cet arbuste était dans l'antiquité l'ornement de tous les festins joyeux. Les poètes pensaient qu'il activait et nourrissait leur verve, aussi s'en couronnaient-ils quand ils récitaient leurs poésies. Sous le nom de *myrtidanum*, les fabricants de philtres vendaient une eau qui avait pour base le myrthe et qu'on croyait avoir la propriété de conserver les charmes.

Laitue.

La laitue fut célèbre dans les siècles anciens, on prétendait qu'Adonis avait été enterré par Vénus dans un terrain planté de laitue. Cette plante avait, croyait-on, la propriété de calmer les passions. Prise en boisson, elle prévenait la mélancolie. L'empereur Auguste fut guéri d'une maladie grave après en avoir fait usage ; Suétone, de qui nous tenons cette particularité, ajoute qu'on éleva par reconnaissance une statue au médecin Musa qui avait employé cet heureux remède. La laitue fut aussi nommée herbe des philosophes, parce que son usage donnait de doux sentiments.

Laser.

On pense que la plante d'où découlait la gomme-résine, nommée *sylphion*, qui avait tant de prix pour les Grecs et les Romains, était communément appelée *laser*. Elle croissait dans les montagnes de la Cyrenaïque, en un lieu désigné sous le nom de *regio sylphyphica*. Sa découverte, qui remonte à six cents ans avant Jésus-Christ, fut attribuée à Aristée. Les Romains considéraient le *sylphion* comme possédant les plus merveilleuses vertus, on allait même jusqu'à croire qu'il rajeunissait les vieillards, aussi le vendait-on au poids de l'or. A Rome, on le conservait dans le trésor de l'Etat ; Jules César en fit vendre cent onze livres pour subvenir aux frais de la guerre civile. Sous les premiers empereurs, la plante célèbre qui produisait cette substance était devenue extrêmement rare : on en présenta une à Néron, en grande cérémonie, et comme une chose fort curieuse ; Strabon et Pline disent que plus tard cette plante se trouva perdue, car les barbares l'arrachaient, et les tributaires de Rome l'enfouissaient, sans doute pour donner plus de prix aux quelques pieds qu'ils conservaient. Aujourd'hui les naturalistes ne savent pas au juste ce que fut le *laser* et quel pays le produisait.

Verveine.

De tout temps, la verveine a joui d'une réputation extraordinaire, les Grecs la nommaient *herbe sacrée*, les Romains s'en servaient dans leurs cérémonies pour faire les aspersions lustrales, c'est avec elle qu'on purifiait les autels pour les sacrifices, c'est d'elle qu'on faisait des couronnes pour les statues de Vénus. A la guerre, les hérauts envoyés à l'ennemi portaient la verveine en signe de paix. On croyait qu'elle avait le pouvoir d'éloigner tous les fléaux, aussi en suspendait-on dans les maisons pour en bannir les sortiléges et les maladies. Elle formait la base des philtres qui inspiraient une ardente passion ; les prophétesses s'en couvraient la tête pour s'inspirer dans la divination. Le mot français *verve* n'a peut-être pas d'autre origine : dans certaines contrées, aujourd'hui, les paysans portent sur eux un peu de verveine le jour de leur mariage, pour fixer par ce moyen la tendresse de leur fiancée.

Mélisse.

La mélisse servait à composer des philtres pour chasser la mélancolie.

Origan.

L'*origan* ou *dictame de Crète* a été l'une des plantes les plus célèbres de l'antiquité. Il passait, chez les Grecs, pour guérir merveilleusement les blessures ; on racontait que sa puissance avait été révélée à l'homme par les animaux, les chèvres blessées allant brouter instinctivement cette plante. Dioscoride et Théophraste répètent cette fabuleuse assertion d'Aristote, et Pline raconte que, par le moyen de cette plante, les cerfs expulsent de leur chair les dards qui y sont laissés par les chasseurs. Virgile dit que Vénus cueillit ce vulnéraire sur le mont Ida, pour panser la blessure d'Enée.

Les philtres préparés avec de l'origan bannissaient du cerveau humain l'intelligence et la prévoyance : c'est que son odeur fait fuir les fourmis qui sont considérées comme les symboles de ces facultés.

Sauge.

Cur moriatur homo, cui salvia crescit in horto,

dit l'école de Salerne. Pourquoi un homme qui possède de la sauge dans son jardin peut-il être atteint par la mort ? Ainsi, partageant les idées des anciens sur le végétal, l'école de Salerne le met au premier rang des plantes utiles.

Hippocrate et Dioscoride la nomment *herbe sacrée*, les Egyptiens en faisaient des philtres qui, disait-on, donnaient la fécondité aux femmes : en effet, d'après Aétius, l'Egypte ayant été ravagée par la peste, on força les femmes à faire usage de la sauge, afin qu'elles pussent promptement réparer les pertes que venait d'éprouver cette antique mère des nations. Les sectateurs de la doctrine des signatures, comparent aux papilles de la langue les rugosités qui couvrent les feuilles de la sauge, et ce fut à cause de cette particularité qu'on leur attribua la propriété de guérir les maladies de cet organe.

Les Chinois estiment beaucoup la sauge et ne peuvent concevoir que, possédant cette plante, les Européens viennent chercher si loin le thé, dont les habitants du Céleste-Empire donnent volontiers deux caisses en échange d'une seule de sauge.

Chou.

Employé dans la préparation des philtres, le chou jouissait dans l'antiquité d'une grande réputation. Le médecin Chrysippe, Pythagore et Caton le Censeur ont composé des ouvrages spécialement consacrés à l'énumération de ses vertus. Caton le croyait propre à prévenir toutes les maladies. Les Romains en fabriquaient des philtres qui mettaient en garde contre l'ivresse et les maléfices.

Les Egyptiens en faisaient usage au commencement de leurs orgies, afin de pouvoir se livrer à la boisson sans craindre de s'enivrer. Galien affirme qu'il suffit de s'en entourer la tête pour prévenir les atteintes de l'ivresse.

Ces prétendus mérites du chou lui ont été attribués sur la foi d'Aristote, qui dit que « le chou et la vigne ne peuvent végéter ensemble. » C'est une erreur que reproduit Varron, en ajoutant que le cep planté près du chou s'en éloigne et meurt.

Fève.

Cicéron, dans son livre de la *Divination*, pense que la proscription de la fève par une école célèbre venait de ce que, en irritant l'intellect, elle troublait la tranquillité de l'âme et empêchait les songes divinatoires de se manifester.

Pythagore, à propos de la fève, encourut les railleries d'Horace ; car il pensait que, composé des mêmes éléments que l'homme, ce végétal alimentaire pouvait devenir, par la transmigration, le siége de l'âme humaine ! A Rome, on cultivait en grand la fève. Les citoyens pauvres s'en nourrissaient, et ceux qui aspiraient à la direction des affaires en faisaient distribuer au peuple pour se le rendre favorable.

Olivier et huile d'olives.

On raconte que Neptune et Minerve s'étant disputé la gloire de donner un nom à la ville d'Athènes, dont les murs commençaient à s'élever, les dieux furent pris pour juges du différent : ils décidèrent que la cité naissante recevrait son nom de celui qui produirait la chose la plus utile à l'homme. Le souverain des mers, en frappant la terre de son trident, en fit sortir un coursier fougueux, emblème des combats, tandis que Minerve, enfonçant sa lance dans le sol, en fit jaillir un olivier chargé de fleurs et de fruits. La déesse obtint le suffrage de l'aréopage céleste, et pour attester sa victoire, les dieux lui décernèrent une couronne faite avec les branches de l'arbre utile qu'elle venait de créer, et qui fut regardé comme le symbole de la paix. Ce qui fit que les philtres préparés avec la décoction de ses feuilles et absorbés en petite quantité, passaient pour faire obtenir une vie paisible, longue et douce.

L'huile d'olive servait à une foule d'usages sacrés ou profanes. Les Hébreux la considéraient comme fort agréable à Jéhovah ; c'était avec l'huile d'olive qu'ils consacraient leurs pontifes et leurs rois. Cet usage s'est maintenu dans la chrétienté.

Dans les cérémonies funèbres, les Grecs en faisaient une grande consommation : on en arrosait abondamment le bûcher qui devait consumer les cadavres ; elle servait à lisser la crinière des chevaux, comme nous l'apprend ce passage d'Homère : après le trépas de Patrocle, Achille s'écrie douloureusement : « Mes coursiers ont perdu le héros qui les » guidait dans les batailles ; versée par ses mains, » l'huile embellissait leur crinière flottante. »

Il existait à Rome dans les cirques, au Colysée, une curieuse industrie. Les gladiateurs se frottaient amplement d'huile d'olives, pour donner de la souplesse à leurs muscles. Après les exercices, ils se raclaient le corps avec des instruments de bronze (*strigilis*), ils enlevaient ainsi le mélange formé sur leur peau par l'huile, la sueur et la poussière. Ce mélange, appelé *strigmenta*, était très-recherché : on l'administrait en pilules pour donner de la force et prolonger la vie. Pline dit que certains gymnastes en vendaient par an pour 80,000 sesterces, ce qui fait environ 14,000 francs de notre monnaie.

Laurier cerise.

Le laurier cerise, pris en faible infusion, constituait un philtre qui avait la propriété de faire prédire l'avenir. La pythie, d'après Virgile, usait de ce procédé lorsqu'elle voulait rendre ses oracles.

Mauves.

L'emploi de la mauve était propre à modérer les passions, tout en développant les aptitudes de l'esprit. Par allusion à ses vertus sédatives, Pythagore disait à ses disciples : « La satire ne corrige pas, n'écrivez jamais que sur des feuilles de mauve, symbole de douceur ; les enthousiastes antiques en buvaient chaque matin une coupe pour être délivrés de toutes les maladies. »

Roses et eau de roses.

Chez les Romains, les feuilles de roses mâchées conjuraient les charmes. Leur suave parfum les fait rechercher de tous ; cependant on cite un petit nombre de personnages illustres qui n'ont éprouvé pour elles que de l'antipathie ; Catherine de Médicis ne pouvait pas les supporter, même en peinture, et le chevalier de Guise s'évanouissait à leur vue.

Les anciens font naître la rose du sang d'Adonis, ils disent que sa couleur vient du sang de Vénus qui se blessa le pied aux épines de l'arbrisseau qui la produit. Au moyen-âge, la rose figurait dans toutes les fêtes ; personne, comme le disent les auteurs du temps, ne sortait ces jours-là *sans avoir un chapel de roses sur son chief.*

Au moyen-âge les chevaliers avaient un véritable engouement pour l'eau de roses qui, pensaient-ils, leur donnait la douceur et le vrai courage : on en usait largement dans les châteaux où des fontaines en laissaient couler. Mais ce n'est rien à côté de ce que raconte le père *Catron* qui dit que la princesse *Nourmahal* rassembla assez d'eau de roses pour en emplir un canal sur lequel on lança une barque, où elle parut accompagnée du grand Mogol. Ce fut pendant cette mémorable promenade qu'on découvrit l'essence de roses qui s'était formée à la surface du lac artificiel par l'évaporation solaire. Au moyen-âge, on en portait au baptême des enfants; Bayle raconte que le poète Ronsard en fut ainsi inondé, et que ce fut un heureux présage « pour la bonne odeur de ses poésies. »

Thalassegle, Gélatophilis, Potamentis, etc.

D'après Pline, le *thalassegle* (1) est une plante qui naît sur les bords du fleuve Indus; les sucs de cette plante, pris en breuvage, plongent dans le délire et donnent des visions qui surprennent par leur merveilleux. Le *gélatophilis* excite un rire continuel. Parmi les autres plantes magiques citées par cet auteur, se rencontrent : un chanvre qui a la propriété de faire coaguler les eaux, le *potamentis* dont le suc donne des visions fort agréables, l'*achæmenis*, qui rend le sommeil pénible : les anciens croyaient que les coupables qui buvaient le suc de cette plante se voyaient poursuivis par les dieux qui les forçaient à confesser leurs crimes. L'*herbe douce* donnait des songes effrayants : quiconque en buvait le suc sentait le lendemain des inquiétudes et des agitations aussi grandes que s'il eût commis quelque crime.

Il existait en Ethiopie un lac dont l'eau était couleur de *cinabre*, et qui répandait une odeur fort agréable. Ceux qui en buvaient tombaient dans le délire et révélaient tout ce qu'ils avaient fait.

Malgré l'autorité de Diodore de Sicile, il est facile de voir que, d'après la définition qu'il donne de ces

(1) Cité par Pline ; malgré toutes les recherches, je n'ai pu découvrir ce que pouvaient être ces plantes. Tout porte à croire qu'elles étaient du nombre de celles que nous avons déjà examinées ; leurs propriétés sont identiques.

eaux, elles renfermaient des sucs de plantes pharmaceutiques. Ces lacs sans doute n'étaient point naturels, mais creusés par la main des hommes. Ctésias place dans l'Inde une fontaine dont l'eau à peine puisée se coagulait ; ses propriétés étaient les mêmes que de celles dont parle Diodore (1).

Il existait du reste, dans l'antiquité, des eaux qui, au dire des savants contemporains, avaient la propriété de dissoudre l'airain et le fer. Telles étaient les eaux de *Nonacris*, près de la vallée de Tempé, décrites par Sénèque.

Les oracles avaient, généralement, leur temple dans des endroits sombres, dans des grottes ; c'est par des philtres qu'on agissait sur l'esprit des adeptes ou des initiés qui s'y présentaient. Quelquefois la nature suppléait aux philtres et aux breuvages : certaines odeurs qui s'exhalaient enivraient et jetaient dans le délire ; ce que confirme le passage suivant de Sénèque :

« Que la terre, dit-il, renferme beaucoup de » principes mortels, c'est ce que prouve l'abondance » de poisons qui, sans qu'on les ait semés, poussent » spontanément, car elle a en elle le germe des » plantes nuisibles, comme des plantes utiles, et, » sur certains points de l'Italie, ne s'exhale-t-il » pas, par certaines ouvertures, une vapeur pesti-

(1) Diodore de Sicile, lib. XI, chap. II, p. 12.

» lentielle que ni l'homme ni les animaux ne res-
» pirent impunément. Tant que cette vapeur re-
» tenue dans la terre ne fuit que par d'étroites
» fissures, son action se borne à tuer ceux qui se
» baissent sur la source ou qui l'approchent de trop
» près. Mais quand, pendant des siècles, renfer-
» mée dans d'affreuses ténèbres, elle s'est viciée de
» plus en plus et a redoublé de malignité avec le
» temps, son état de stagnation la rend plus funeste
» encore ; l'air salubre alors cesse de l'être, de là
» les maladies, les hallucinations, qui ne dispa-
» raissent que quand ces lourds miasmes sont dis-
» séminés par le vent et qu'on fuit l'endroit où ils
» sont agglomérés. » (1)

Ces faits suffisent pour nous expliquer comment se plaçaient les pythonisses dans les grottes où se rendaient les oracles. Comme chez la devineresse de Delphes, il y avait au-dessous de l'escabeau sur lequel elles étaient assises, une fissure ou un trou par où se dégageaient des miasmes qui les enivraient et les hallucinaient au point que les profanes croyaient que le Dieu les saisissait.

Ce qu'on raconte des breuvages magiques semble

(1) Sénèque, *Questions naturelles*, parag. 28. Ces émanations surprenantes pour les anciens, sont bien connues de nos jours, tels sont : *l'acide carbonique*, *le gaz des marais*, *les émanations sulfureuses*, *bitumineuses*, *schisteuses*, *etc.* ; *la grotte du Chien*, à Naples, en est remplie.

fabuleux ; cependant la médecine nous offre tous les jours des expériences analogues : il suffit de citer comme exemple l'administration de la *belladone* ou de ses préparations qui, à une très forte dose, donnent des songes épouvantables.

Les plantes pharmaceutiques jouaient donc dans la composition des philtres et des boissons enchantées un rôle aussi actif que violent. L'*onction magique* et *les liniments*, que nous connaissons déjà par Apulée, faisaient prendre dans les rêves les chimères de l'imagination pour la réalité. Le suc de *belladone*, appliqué sur une plaie, cause un délire accompagné de visions : une goutte de cette substance, introduite dans l'œil, produit un phénomène particulier ; le patient voit les objets se doubler autour de lui. C'est à l'aide de pommades que les sorciers prétendaient transporter les profanes au sabbat : le *solanum-somniferum* faisait la base des unes, l'*opium* et la *jusquiame* servaient pour les autres. Les écrivains orientaux de l'antiquité racontent un grand nombre d'histoires de ce genre ; les *Mille et une Nuits* (XXVIe nuit, t. I, page 221), nous montrent un jeune prince que l'on endormait tous les soirs avec le suc d'une plante, et qui était réveillé, tous les matins, par un parfum qu'on lui faisait respirer. C'était sans doute un *solanum* analogue au *népenthès* dont parle Homère, c'est-à-dire à la poudre de la racine du *hyoscyamos datura* qui, prise à la dose d'un drachme, dans du vin, remplit l'esprit d'illusions fort agréables ; aujourd'hui encore on en fait usage, dans ce but, en Egypte et en Orient (1).

On dit aussi que les guerriers fanatiques avalaient, avant le combat, de *l'extrait de chanvre combiné avec l'opium*, ce qui les plongeait dans un délire féroce. Dans l'antiquité, on faisait boire aux malheureux condamnés au dernier supplice un breuvage dans lequel on mêlait des substances capables d'assoupir leurs sens. Il y entrait probablement de la poudre de *mandragore* qui produit *l'anesthésie*. Plusieurs auteurs pensent que c'était plutôt de la *myrrhe ;* mais les propriétés de cette plante sont moins stupéfiantes ou narcotiques que toniques.

Les traditions rapportent qu'à Memphis, en Egypte, on possédait une pierre, vrai talisman, qui, triturée et mise en liniment, préservait le patient des douleurs des opérations chirurgicales. Ce secret a existé de tout temps aux Indes, car c'est par ce moyen que les veuves brûlées sur le corps de leurs maris sont insensibles à la douleur causée par le feu (2).

(1) Virey.

(2) Peut-être était-ce un composé solide fabriqué avec des plantes stupéfiantes et narcotiques. En cet état, ce talisman avait plutôt l'apparence d'une pierre que d'une pommade.

Ces faits d'insensibilité ne nous surprennent plus : nous possédons en effet beaucoup de substances qui détruisent la sensibilité nerveuse : l'*opium*, l'*aconit*, la *jusquiame*, la *morelle*.

Chez les anciens orientaux, les breuvages étaient employés dans les épreuves judiciaires ; l'accusé devait avaler de l'eau dans laquelle le prêtre avait laissé tremper un papier couvert de caractères et de peintures magiques. Cette boisson le tourmentait jusqu'à ce qu'il eût avoué son crime. Il est évident que ce breuvage était meurtrier ou inoffensif, selon qu'il convenait au prêtre qui l'avait préparé de perdre ou de sauver l'inculpé.

Près du fleuve *Achéloüs* croissait la plante myope, dont on ne pouvait se frotter le visage sans perdre la vue. Des savants, entre autres M. Vallot, de Dijon, pensent que c'est le *tithymale*. Nous savons aujourd'hui que l'extrait de *belladone*, dissout dans l'eau, dilate tellement la pupille, que la vue est paralysée pour un instant. Il faut donc se défier des histoires où l'on voit des hommes subitement frappés de cécité et non moins subitement guéris. Il en est de même de certaines maladies de la peau. Les anciens magiciens faisaient naître des lèpres passagères au moyen de *l'euphorbe* et autres végétaux pleins d'un suc caustique, tels que le *rhus-toxicodendron ;* rien n'était donc plus facile pour eux que de prédire cette maladie et celles qui lui ressemblent

Au commencement de l'ère chrétienne, la fabrication des philtres et poisons était arrivée à un haut degré de perfection ; les empoisonnements causés par les breuvages se répétaient souvent, surtout à Rome, où la civilisation et la corruption étaient au même niveau. Quant à savoir si l'on peut s'habituer à l'action des poisons, c'est une question fort controversée : beaucoup traitent de fabuleuse l'histoire de Mithridate et celle de cette jeune fille qui, habituée dès l'enfance à manger de l'aconit, était devenue capable d'empoisonner par ses baisers les personnes dont Mithridate voulait se défaire. Seulement, pour mieux dissimuler le crime, elle se servait le plus souvent de poisons dont l'effet peut être gradué et qui, administrés en petite quantité, déterminent une asthénie lente, le marasme, et enfin la mort : c'est ce qu'on appelle les *poisons lents*. Théophraste parle d'un poison qui tue au bout de deux ou trois mois ; même au bout d'une année ou deux, le résultat était toujours certain. Les poisons étaient familiers à Locuste comme à Médée, à Circé et autres magiciennes de l'antiquité.

Nous avons énuméré, dans ce chapitre, les plantes médicinales les plus curieuses et les principales substances vénéneuses connues des anciens. A cet arsenal de poisons, nous n'avons pas beaucoup à ajouter de nos jours : les substances citées par Nicandre, Dioscoride, Pline, Galien, remplissent aujourd'hui nos pharmacies. Les alcaloïdes qu'on en retire possèdent, sous un petit volume, et leurs propriétés vénéneuses et leurs propriétés curatives, et plus que jamais la thérapeutique actuelle emploie la *bryone*, l'*aconit*, la *ciguë*, la *jusquiame* et le *colchique*. Les anciens ne connaissaient donc pas plus de substances végétales vénéneuses que nous n'en connaissons nous-mêmes, mais le mystère dont on les entourait aidait leur vulgarisation.

Telle est, en résumé, l'histoire des philtres et des poisons pendant les premiers siècles de l'empire romain. Depuis Galien jusqu'au temps des Arabes, nous constatons dans la science des enchantements une lacune irréparable au point de vue du travail que nous avons entrepris ; mais après avoir traversé la période obscure du Bas-Empire, nous arrivons à une époque où de grands événements changent la face des choses.

La décadence de l'empire romain coïncide avec l'établissement d'une religion nouvelle ; les dogmes de cette religion, fondée sur l'amour universel, étaient de plus en plus acceptés par le peuple à mesure que pâlissait l'étoile de la puissance romaine qui devait bientôt s'éclipser tout-à-fait au milieu du chaos de l'invasion des barbares. Charlemagne fit de grands efforts pour restaurer les sciences et les lettres ; mais après lui le désordre reparut, au lieu d'un seul chef il y en eut mille ; la féodalité arrêta pour longtemps l'essor de la civilisation. Aussi, pendant toute la durée du moyen-âge, la science ne fait-elle presque aucun progrès, à peine utilise-t-elle les travaux des anciens, leur empruntant surtout leurs divagations superstitieuses : c'est l'époque brillante de l'alchimie et de l'astrologie qui causèrent une véritable perturbation dans les esprits. Les sorciers pullulèrent ; et au lieu de chercher à guérir ces pauvres fous, on les envoya au bûcher.

L'alchimie au moyen-âge fut, pour les *souffleurs*, ce que l'art sacré était pour les philosophes d'Alexandrie. Aussi emprunta-t-elle à cet art la croyance au merveilleux ; il y eut à cette époque aberration dans la science, comme dans la foi. L'esprit superstitieux des hommes de ce temps crut trop au Diable et à son intervention sensible dans les événements les plus ordinaires. Cette croyance était l'explication populaire du grand problème de *l'origine du mal.*

N'étant pas assez fort pour combattre le mal physique par l'industrie et la science, le mal moral par l'éducation, on acceptait Satan, on vivait avec lui. Au XIe siècle, on connaissait parfaitement sa figure, tout le monde le voyait ou croyait le voir, ce qui, par la grande peur qu'il faisait alors, était absolument la même chose. Le Diable était donc au moyen-âge un personnage bien connu, ses prêtres étaient les sorciers qui tenaient chaque année leurs états généraux au Sabbat. On y cherchait de nouveaux charmes, de *nouveaux philtres, de nouveaux poisons*. L'assemblée commençait par une série de danses ou de débauches à faire frémir toute oreille chaste et chrétienne. C'est alors que, pour satisfaire à toutes les exigences des superstitions locales, le feu eut des *salamandres*, l'air des *sylphes*, la terre *des gnomes*, l'eau des *génies subtils* ; de là les sortiléges, les breuvages enchantés, les folies astrologiques, disons-le aussi, la source de tous les maux : la jalousie, les maladies prédites d'avance, la terreur entraînant la défiance des uns envers les autres, avec elle le triste cortége de l'envie et de la haine aboutissant au crime.

CHAPITRE IV.

Des Philtres au moyen-âge & à l'époque de la renaissance.

La famille des solanées est employée presque exclusivement à leur composition. — Sorciers et sorcières.

L'un des travers du moyen-âge fut la croyance à la magie et à l'astrologie. Les conjurations, les sortiléges, les maléfices et les philtres passionnaient les esprits. Les sorcières et les devins étaient tellement imbus de leur puissance qu'ils semblaient eux-mêmes ajouter foi au pouvoir surnaturel que les masses leur attribuaient.

L'envoûtement fut une des passions de cette époque. On était persuadé que tous les outrages faits et tous les coups portés à des images ou poupées en cire, ayant tant bien que mal la ressemblance de la personne à laquelle on voulait nuire, étaient ressentis par elle-même. On faisait subir à cette image, dans une cérémonie préparatoire, une ablution accompagnée de mots magiques et cabalistiques. La cérémonie terminée, cette figure de cire ou *volt* se trouvait, suivant l'opinion des opérateurs, identifiée avec le sujet dont elle avait la ressemblance et le nom. On la torturait, on la mutilait, on lui enfonçait des épingles à l'endroit du cœur ; c'est en cela que consistait l'opération de l'envoûtement. Ducange, dans son *Glossaire*, fait dériver ce mot du verbe *invultare*, percer en dessous. Les chroniques du temps nous fournissent de nombreux exemples d'envoûtement : Philippe de Châtillon et plusieurs membres de la famille de Nevers furent *envoûtés* par un écuyer, Hugues de Boisjardin ; Philippe de Valois le fut aussi par un nommé Robert Langlois, qui espérait le faire mourir ; Marguerite de Belleville fut enfermée au Châtelet pour avoir fait un *volt* contre une personne nommée *Jeanne* : or, à cette époque, la reine Jeanne de Bourgogne, épouse de Philippe-le-Long, ayant fait par hasard une maladie qui la conduisit près du tombeau, la sorcière fut enfermée au Châtelet et torturée.

Comme sortiléges et opérations occultes, ces pratiques devaient trouver ici leur place ; elles font partie, comme les philtres et enchantements, de l'arsenal des pythonisses, des sorcières. Voici les causes qui ont donné naissance aux boissons enchantées pendant la période du moyen-âge. A cette époque où des maladies nombreuses ravageaient la population, où une nourriture peu substantielle étiolait plutôt le sang qu'elle ne le fortifiait, la médecine était impuissante à soulager ceux qui avaient impérieusement besoin de ses soins. Les consultations se donnaient sous les porches des églises, auprès des bénitiers, comme cela se faisait à Notre-Dame de Paris, avant que les écoles de la rue de la Bucherie ne fussent définitivement établies. Le serf était trop pauvre pour se procurer le luxe d'un médecin en titre, le médecin trop fier pour s'abaisser à soigner le manant ; le truand végétait donc, faute de mieux. D'ailleurs, les barons et les nobles avaient pour eux les docteurs de Salerne, des médecins juifs maures et arabes ; le peuple et les manants devaient se contenter des sorciers et des sorcières. Comme dans l'empire romain, on nommait la sorcière *sagax* (d'où sage-femme), et dans sa reconnaissance, quoique la craignant, le peuple l'appelait *bella dona* (belle dame, ou bonne dame). Elle a laissé son nom à une plante, la *belladone*, qui sert à endormir tant de maux et qui console, d'où les solanées tirent leur surnom de *consolantes*.

C'est avec toutes les plantes de cette nombreuse famille que tous les philtres et breuvages donnant des songes, des visions agréables ou des hallucinations, étaient préparés. Comme il croissait dans des bois abandonnés, sur des ruines et des rochers solitaires, tout semblait effrayer dans ce végétal, et on peut dire que ces plantes, ainsi que ceux qui en préparaient des philtres, avaient entre eux une certaine ressemblance : les sorciers ne se retiraient-ils pas en effet sur des landes désertes, dans de sombres gorges, en un mot, sous des horizons désolés ?

Le manant ne pouvait aborder les médecins, et au moyen-âge les femmes du peuple ne se seraient point confiées à un disciple d'Hippocrate ; alors eut lieu l'avénement des sorcières. Les études en matière médicale étaient complétement étrangères à cette espèce de praticiens. La tradition seule put les mettre à même de connaître le nombre si grand des simples composant aujourd'hui la famille des solanées (*consolantes*). Famille extraordinaire, dont plusieurs membres sont inoffensifs, et les autres, c'est la majeure partie, sont des poisons violents. L'*aubergine*, la *tomate*, la *molène*, ou bouillon-blanc, la *douce-amère*, sont d'un usage précieux et benin, tandis que d'un autre côté, la *jusquiame*, la *mandragore*, le *datura-stramonium*, la *morelle*, la *belladone*, sont des traîtres perfides et dangereux conduisant au tombeau par un chemin rempli de rires, ou de douces et de trompeuses hallucinations.

Les philtres, par leur composition, différaient entre eux : plusieurs troublaient les sens, comme ceux qui étaient en usage chez les Orientaux. D'autres étaient dangereux, perfides, et enlevaient complétement la volonté. Ils étaient pour la plupart composés avec les plantes pharmaceutiques que nous avons décrites. Les boissons préparées avec la *mandragore* pervertissaient la raison, changeaient les hommes en bêtes. La *pomme épineuse* ou *datura* donnait des philtres qui agitaient continuellement et faisaient commettre des actions dont on ne gardait aucune souvenance. Dans une époque moins reculée, Linschott parle du suc de la *pomme épineuse*, que les sorcières portugaises de Goa font prendre à leurs maris, et qui les mettent dans un tel état de surexcitation et de gaîté, qu'ils ne se souviennent de rien quand ils reviennent à leur état normal.

Le mode d'administration des philtres se faisait de plusieurs manières ; ce n'était pas toujours en boissons, ou dans l'hydromel, ou dans le lait que le suc perfide était administré. C'était aussi en frictions ou introduits dans des pommades, ce qui constituait *l'onction magique*. D'autres fois la graine de la plante, jetée sur des charbons ardents, provoquait, chez ceux qui en respiraient les vapeurs, une ardeur incroyable à la révolte et à la dispute. De même les graines de *jusquiame* en assez grande quantité, renfermées dans un appartement, occasionnaient une violente colère, qui cessait sur-le-champ, dès que la cause disparaissait.

L'onction magique n'avait d'effets que par les rêves qu'elle enfantait, mais, dans le principe, composée d'ingrédients moins soporifiques, elle a dû servir à disposer les adeptes aux mystères qu'ils allaient célébrer ; ils y apportaient cette frénésie de croyance et cette ivresse morale qui entretiennent la superstition et le fanatisme.

Les enchanteurs et sorciers du moyen-âge arrivaient par gradation des substances inoffensives aux poisons violents. Car non-seulement ces substances servaient pour les enchantements, mais aussi pour la médecine. Les maladies de cette époque étaient surtout la danse de saint-guy, l'épilepsie, la catalepsie, l'hystérie, et toutes les affections qui s'y rattachent ; elles furent longtemps un sujet d'étonnement et une cause de terreur superstitieuse. On croyait à la présence des démons dans le corps de ces malheureux. Les légendes parlent fréquemment des cris épouvantables poussés par eux. Nous les entendons encore dans nos asiles hospitaliers, où la science s'efforce de guérir les maladies qui les provoquent.

Ces malheureux, abandonnés à cette époque par la société, n'avaient que deux alternatives pour trouver du soulagement, le *sorcier* ou le *bourreau*. C'est le sorcier qui les soignait ; et qu'employait-il pour les calmer et les soigner ? les solanées ou les *consolantes*, la *belladone* qui guérissait la danse en faisant danser, sans compter encore toutes les autres plantes connues sous le nom *d'herbes aux sorciers*, mais appartenant toutes à la même catégorie. Leur administration se faisait dans le lait ou l'hydromel, et l'effet du remède plongeait les patients dans une stupeur, une imbécilité qui adoucissait leur souffrance morale en envoyant leur esprit dans des rêves et des hallucinations extraordinaires. L'emploi des solanées était très en vogue, mais c'était surtout la *belladone* dont on généralisait l'emploi.

A côté du terrible, l'imagination du moyen-âge place souvent le grotesque. Ainsi, le grave Bodin raconte sérieusement, dans sa *Démonologie*, qu'un homme des environs d'Angers, ayant vu une nuit sa femme se lever d'auprès de lui, puis sortir par la fenêtre, à cheval sur son manche à balai, fut curieux de la suivre dans ce voyage aérien ; s'étant frotté du même onguent, il se vit tout à coup transporté dans les airs, assis sur la même monture. Il chevaucha ainsi bien loin, jusqu'à un lieu où il vit avec grand effroi des hommes, des femmes de toutes espèces, et surtout un grand nombre de boucs ; il y en avait un gigantesque qui présidait à la fête. Le pauvre homme, étonné de se voir en si lugubre compagnie, se signa ; à l'instant même tous s'enfuirent en poussant de grands cris, et il se trouva tout nu, au pied du mont Vésuve. De Naples à Angers, la route était longue ; si encore il avait eu son ancienne monture ; mais il lui fallait revenir à pied, par les voies ordinaires. Aussi, de retour en la ville il dénonça sa femme qui fut brûlée comme sorcière fort innocente, sans doute, et victime d'une hallucination de son mari.

L'expérience a prouvé de nos jours que certaines substances et certaines préparations pharmaceutiques, administrées en liniments et absorbées par le système cutané, agissent comme si elles avaient été absorbées par l'estomac.

Se frottant de drogues sous les pieds et dans les mains, plusieurs personnes, sous l'influence de l'onction magique, ont cru se rendre au *sabbat*, la nuit, au milieu de leur sommeil. André Laguna, médecin du pape Jules III, découvrit, en 1545, chez un sorcier, une pommade composée de substances assoupissantes ; il l'expérimenta sur une femme attaquée de frénésie et d'une insomnie que rien ne pouvait vaincre ; elle dormit trente-six heures de suite, voyant dans son sommeil des danses joyeuses, entendant continuellement le son des flûtes et des tambourins.

Dans une époque moins reculée, au centre du Mexique, les prêtres oignaient leur corps d'une pommade composée de substances fétides, lorsqu'ils voulaient entrer en communication avec la divinité ; le tabac servait de base à la pommade, combiné avec une drogue moulue qu'ils nommaient *olo-luchqui*. C'est une substance qui a la propriété de priver l'homme de son bon sens, en engourdissant la sensibilité. On ne tarirait pas à citer exemple sur exemple.

Quoique maudits au moyen-âge, les sorciers étaient craints et respectés. Ils donnaient la joie, la vie, les remèdes, les poisons ; et du reste, en étudiant les documents qui ont du rapport avec leur histoire, on voit partout, dans l'antiquité comme à cette époque, cette crainte mystérieuse et fanatique qu'on professait pour eux. Leurs habitudes, les lieux qu'ils habitaient frappaient d'étonnement ; leur langage effrayait. Les Grecs et les Romains, d'après Virgile, attribuaient aux chants et aux vers des sorciers le pouvoir de faire périr les serpents et les monstres. Les sorciers modernes ont supposé ce pouvoir à des caractères étrangers et à des mots d'une prononciation bizarre. La foi aux amulettes survécut aux anciennes religions.

Démosthène est le premier auteur qui ait signalé en Grèce l'existence des sorciers. La science occulte avait cessé d'être concentrée dans les temples, des lambeaux en tombèrent entre des mains profanes, et des hommes obscurs, étrangers aux sacrés mystères, osaient professer l'art des sortiléges.

En effet, que de craintes ne devaient pas avoir les masses ignorantes et fanatiques pour les sorciers

— surtout au moyen-âge — ces êtres qui avaient la faculté de troubler l'esprit des hommes, de les plonger dans une rage féroce, de les affranchir de la douleur, d'exalter jusqu'au fanatisme leur audace et leur docilité, les combler de visions, agir sur leurs sens et dominer leur volonté. Dans la maladie, les hommes les imploraient. Mais malheur à qui les offensait : ils frappaient de lèpre, d'aveuglement, de mort, les coupables, défendaient à la terre de donner ses fruits, empoisonnaient l'air qu'ils respiraient, etc. Alors l'adresse, l'imposture et le charlatanisme se déployaient ; mais notre imagination sait dégager aujourd'hui la vérité de ces coupables artifices, et, tout en les blâmant, on ne peut faire autrement que d'admirer la variété des connaissances présidant à toutes ces pratiques. La sorcellerie fut un des travers du moyen-âge, l'astrologie le fut aussi (1). Les astrologues préten-

(1) Le nom qui retentit le plus au moyen-âge, à propos des choses qui nous occupent, est celui d'Arnaud de Villeneuve. Il appliqua l'astrologie à l'alchimie. Il est l'auteur du *De Sigillis* (des cachets) qui préservaient de la mort subite et qui garantissaient contre les enchantements. Il affirme que les maléfices sont commis tantôt avec des substances tirées du règne animal, et tantôt du règne végétal. Le cœur d'un vautour rend l'homme qui le porte aimable auprès des femmes *(gratiosum mulieribus)*.

Le millepertuis fuga dæmonum chasse les démons de la maison dans laquelle on le conserve. La *bryone*, que l'on porte sur soi, chasse tous les maléfices. Rien n'est meilleur, d'après

daient voir dans les astres les destinées de la vie humaine. Un autre travers fut l'alchimie, la recherche de la pierre philosophale. Le grand élixir, qui devait donner de l'or, des diamants, même la santé et la vie de Mathusalem, fut introuvable ; mais on doit aux alchimistes les premières descriptions de nos métaux usuels et des principaux composés en usage dans nos laboratoires et dans nos pharmacies : l'antimoine, le bismuth, l'alcali volatil, le foie de soufre, et beaucoup de composés mercuriels : l'oxigène, le phosphore, le zinc, les couleurs minérales et végétales, la purification, la coupellation des métaux précieux, l'introduction en médecine des médicaments métalliques. Quelques astrologues, à force de regarder le ciel, en vinrent à y chercher le mouvement des astres. Les alchimistes ne trouvèrent point d'or dans leurs creusets, mais des corps nouveaux, et, chemin faisant, quelques propriétés nouvelles des corps déjà connus. Ainsi furent découverts l'art de la distillation, des sels, des acides énergiques, les émaux, les verres convexes dont on fera les lunettes, la poudre à canon,

lui, que la bile d'un chien noir et celle d'un poisson, brûlée sur les charbons ardents, pour détruire l'effet d'un charme ; et des caractères tracés sur le dos d'un homme avec le sang d'une chauve souris, maîtrisent sa colère et le rendent très benin. — Singulière époque, où personne ne riait de ces histoires et où tout le monde croyait plus ou moins à la puissance des philtres et enchantements !

que les Arabes connaissaient déjà, et la boussole qui nous vint peut-être de Chine.

On est en droit de se demander pourquoi le moyen-âge qui, dans sa foi profonde, resta longtemps sans obtenir de ses théologiens la solution des grands problèmes que l'âme agite toujours, sur elle-même et sur Dieu, s'adressa aux profanes. C'est qu'un jour la curiosité s'éveilla, elle parut avec un nom tout particulier, *la scolastique*.

La scolastique ne fut point un système, ce fut plutôt une certaine manière de discuter sur toutes les questions, sans en vérifier au préalable la justesse.

Il en résulta une sorte de gymnastique intellectuelle ; on perdit à cette gymnastique beaucoup de temps et d'efforts ; pourtant, l'esprit se fortifia et s'aiguisa, et l'instrument fut préparé pour des luttes sérieuses. L'observation finit par paraître, et celui qui en est le type, Roger Bacon, fut récompensé des découvertes qu'il fit connaître, par la prison, à laquelle il fut condamné comme magicien et comme sorcier. Et malgré les efforts du clergé, les coutumes insensées, l'engouement pour les sciences occultes durèrent encore longtemps, malgré les conciles qui tentèrent vainement de ramener les hommes à une conduite plus sensée.

CHAPITRE V.

Quelques mots sur l'art des Philtres et des Enchantements

A L'ÉPOQUE DE LA RENAISSANCE.

Sous le règne de François Ier, on vit arriver d'Italie avec les œuvres des grands génies, avec le goût des beaux-arts, la science des philtres et des boissons merveilleuses, mise en lumière par Jean-Baptiste Porta. Ce personnage savant, mais bizarre, nous apprend, dans sa *Magie naturelle*, qu'il voyagea en France, en Allemagne et en Espagne, et qu'il eut à se louer de la munificence du cardinal d'Este, qui prit un vif intérêt à ses travaux. Il sait que les plantes de la famille des *solanées* constituent la base des philtres ; mais il semble se faire scrupule de traiter ouvertement ce sujet ; néanmoins il en parle d'une manière détournée, en donnant une longue liste de recettes magiques, dans plusieurs de ses ouvrages, notamment dans celui qui a pour titre : *Le Re Coquinaria.* C'est là qu'on trouve, entre autres, une recette pour faire que les convives ne puissent rien avaler : pour cela on fait tremper dans du vin des racines de *belladone*, et l'on donne à boire cette préparation trois heures avant le repas : le principe actif de cette plante *(l'atropine)*, qui trouve à la fois dans le vin un dissolvant aqueux et alcoolique, produit une constriction violente du pharynx, et la déglutition ne s'opère pas. Cependant, il faut en user avec ménagements, car, à haute dose, cet infernal breuvage peut non-seulement empêcher les convives de manger, mais encore occasionnerait leur mort.

Ce traité de *Re Coquinaria* parle de beaucoup de plantes de la famille des *solanées :* la *jusquiame*, le *stramoine*, la *belladone ;* les *apocynées*, comme la *noix vomique ; l'aconit (renonculacées) bois-gentil* (thymélées). D'après Porta, les restaurateurs et les empoisonneurs sembleraient appartenir à la même profession.

Dans les boissons enchantées, composées avec des drogues pharmaceutiques, Porta établit trois degrés :

Premier degré : Narcotisation proprement dite.

Deuxième degré : Aliénation mentale momentanée (1).

(1) Eædem plantæ quæ somnum inducunt, si paulo plus propinentur, dementant.

(*Mag. nat.*, *de Philtris*, lib. VIII, p. 151.)

Troisième degré : La mort.

Il suffit donc de dépasser l'effet narcotique pour tomber dans le domaine de la *magie naturelle.*

Les philtres composés de poudre de racines de *belladone*, ou de *stramoine*, font apparaître les *visions* les plus singulières et les plus surprenantes. Ceux qui en avalent tombent dans des hallucinations étranges et se croient métamorphosés en animaux ; les uns rampent sur le sol comme des phoques ; les autres, transformés en oies ou en bœufs, broutent l'herbe. C'est ainsi que Circé changea les compagnons d'Ulysse en pourceaux ; seulement, on dit que pour cette opération elle se servait de la *mandragore.* Porta nous apprend aussi que les magiciennes et sorcières d'Italie attiraient près d'elles le voyageur trop confiant. Elles lui faisaient manger, dans du fromage, une drogue qui, disait-on, le changeait en bête de somme. Elles le chargeaient alors de leurs bagages, et, le voyage terminé, elles lui rendaient sa forme primitive. On voit sans peine que le voyageur avait l'esprit troublé, et que les magiciennes mettaient un terme à cet état en lui donnant un antidote. La *morelle* semblerait être le narcotique employé en pareil cas.

Dans son traité *De Aucupio* (de l'oiseleur), le savant italien donne un secret pour attraper les oiseaux, les rendre malades, et même les tuer ;

il indique aussi un poison pour stupéfier les loups et s'en rendre maître. Ce sont des pilules faites avec de la poudre *d'aconit* et du miel (aconit tue-loup).

Un autre savant, Cardan, dans son livre *De subtilitate*, fait l'énumération des plantes qui, par leurs propriétés magiques, permettaient aux adeptes de se rendre au sabbat. Ce sont toujours le *solanum-somniferum*, la *jusquiame* et *l'opium* qui en sont les bases. L'usage de ces simples et les formules des médicaments venaient d'Égypte. On employait la *jusquiame* dans le traitement de l'épilepsie.

Porta parle aussi d'une plante dont les Scythes aisaient usage, qui suppléait à leur nourriture pendant des jours entiers (1). Il passe pour l'inventeur de pilules qui, prises à la dose de deux par jour, empêchaient les hommes de ressentir la faim et la soif.

Nous avons vu que la science des philtres et des enchantements, depuis l'antiquité jusqu'à l'époque de la renaissance, emploie les mêmes espèces de plantes, et que ces plantes appartiennent toutes à la famille des *solanées*. Tant qu'une solide instruction médicale n'eut point été donnée, tant que des observations certaines n'eurent point été faites par les gens instruits et compétents, cet arsenal dangereux resta entre les mains du vulgaire ; nous con-

(1) On sait que le *coca* a cette propriété nutritive.

naissons l'usage qu'il en faisait. Mais que d'enseignements nous pouvons tirer de cette étude : l'histoire naturelle, la botanique, la matière médicale même, peuvent gagner beaucoup à l'examen et à la discussion des faits énumérés par les anciens.

Les modernes ont le tort de négliger un peu trop les faits isolés, de ne pas les réunir en faisceaux pour en faire jaillir la lumière. En fait de matière médicale ou de substances qui s'y rapportent, il n'existait autrefois qu'un empirisme capricieux dirigé par le hasard, égaré par les rêves de l'alchimie. C'était de bonne foi que ceux qui pratiquaient l'art se disaient inspirés, parce que leurs vues et leurs lumières mettaient leurs connaissances au-dessus du vulgaire. Toutefois, ne nous hâtons pas trop de condamner les empiriques ; n'est-ce pas à eux qu'on doit le *quinquina*, *l'ipécacuanha*, le *ricin* et *l'émétique*, et tant d'autres panacées ! Dans le champ si vaste de la science, nul travail n'est complétement stérile si l'étude des choses de la nature a occupé les plus grands hommes : Homère, Hippocrate, Galien, Celse, Dioscoride, Aristote, Pline. Le premier mot de toute science a été donné par la tradition, qui elle-même le tenait de l'expérience. Il faut voir, dans cette mise à contribution des choses de la nature, la pensée divine que partout le Créateur a mis la créature, quelle qu'elle soit, à même de trouver les moyens de vivre et de guérir, même dans les lieux les plus désolés.

De nos jours encore, les plus grands praticiens n'ont-ils pas recours aux plantes, à des écorces, aux mousses, à des baies, à des feuilles et à des fleurs ? Ce n'est point aventurer un système ou une doctrine, de dire que la première science de l'hygiène est sortie de l'observation des choses de la nature, et que le praticien le plus sage est encore celui qui en fait son étude habituelle.

Les drogues pharmaceutiques servant à la confection des breuvages sont aujourd'hui toutes entre les mains de l'honorable corps des pharmaciens. Ils sont les seuls dispensateurs de ces substances, qui, sagement employées, ne servent plus à causer des hallucinations et des visions ni à envoyer au sabbat, mais à calmer les douleurs et à procurer du soulagement aux malades. Il est certain que s'il était en leur pouvoir de préparer des philtres, ils ne donneraient que ceux qui pourraient fournir sûrement et pour toujours, aux personnes qui en feraient usage, des sentiments généreux, loyaux, patriotiques et charitables.

CONCLUSION

—

En arrivant à la fin de ce travail sur les *philtres et les boissons enchantées qui ont pour base les plantes pharmaceutiques*, presque toutes de la famille des *solanées*, nous croyons devoir faire remarquer que la tradition seule a pu en donner aux magiciens et aux sorciers une connaissance plus ou moins exacte. Tout était, en effet, confondu dans le fatras astrologique, alchimique et pharmaceutique de l'antiquité et du moyen-âge : c'est progressivement, et surtout dans les temps modernes, que ces préparations ont été analysées et décrites d'une manière satisfaisante. Par exemple, l'introduction de la *belladone* dans la matière médicale est fort ancienne : ce n'est cependant que vers le milieu du VIe siècle qu'elle a été nettement distinguée des plantes qu'on employait concurremment avec elle. Il est probable qu'il en a été de même pour le *datura-stramonium*, *l'herbe aux sorciers*, la *jusquiame*, la *morelle* et la *mandragore*, dont les effets ont été étudiés par les médecins arabes dès le

XIe siècle, non-seulement au point de vue médical, mais encore au point de vue des boissons stupéfiantes et enivrantes, dont les Orientaux sont si avides. Les Chinois, ces habiles observateurs, ne sont peut-être pas étrangers à la connaissance définitive de ces substances, car la *mandragore* était fort employée chez eux pour produire *l'anesthésie.* Les Arabes se servaient de la *jusquiame* pour se procurer une ivresse extatique au moyen de philtres faits avec la poudre et les feuilles de cette plante : l'observation médicale a aujourd'hui parfaitement défini les effets de ces narcotiques stupéfiants ; la terrible puissance de la *belle-dame* (belladone), de la *morelle furieuse*, du *solanum mortel* et *maniaque*, s'explique par un trouble momentané de l'appareil nerveux que produisent des doses capables de donner des visions extraordinaires accompagnées de délire gai ou furieux.

Il est inutile d'ajouter que la famille des *solanées* rend aujourd'hui à l'art de guérir les plus grands services, et que, dans maintes circonstances, elle mérite justement son nom de *consolante* : s'il y a alors enchantement pour le malade, c'est quand il voit ses souffrances diminuer et souvent disparaître.

On peut croire à l'action des philtres, puisque la substance qui en fait la base est soit un poison, soit un remède énergique ; mais ajouter foi aux enchantements, c'est une aberration de l'esprit.

Nous ne pouvons mieux terminer cette rapide étude qu'en donnant la formule d'un philtre capable d'inspirer l'amour et l'amitié, sentiments si précieux et si rares aujourd'hui ; c'est un poète, Ovide, qui nous la fournit, elle n'est ni longue ni difficile à retenir :

Voulez-vous qu'on vous aime? Eh bien, soyez aimable !

SOURCES PRINCIPALES.

Hoefer, *Histoire de la Chimie*, Paris.

E. Salverte, *Les sciences occultes*, Paris.

D'Orbigny, *Histoire naturelle.*

Latour-Saint-Ybars, *Vie de Néron*, Paris.

Rouyer, *Études médicales sur l'ancienne Rome.*

Pouchet, *Botanique médicale*, Paris.

Dulaure, *Histoire de Paris.*

Gauthier, *Essai sur la médecine dans les temps les plus reculés.*

Cabanis, *Révolutions de la médecine.*

Comtes merveilleux, tirés d'Apulée.

Ducange, *Glossaire.*

Pline, *Histoire naturelle.*

Sénèque, *Questions naturelles.*

Traduction de Celse et Dioscoride.

Schenckins, *Observation médicale*, Francfort, 1600.

Dictionnaire de Morvy.

Suétone, *Histoire des douze Césars.*

Journal encyclopédique des sciences médicales.

Porta, *Magie naturelle*, liv. 12.

Cicéron, *de la Divination.*

Michelet, *la Sorcière.*

Si l'on veut des détails complets et fort curieux sur Simon-le-Magicien, il faut lire l'ouvrage de M. Latour-Saint-Ybars : *Néron, sa vie et son époque*. C'est à ce remarquable livre que nous avons emprunté les détails qui concernent Simon et Néron.

www.ingramcontent.com/pod-product-compliance
Ingram Content Group UK Ltd.
Pitfield, Milton Keynes, MK11 3LW, UK
UKHW022133190726
13855UKWH00003B/1128

9 782012 927445